Être heureux

Comment vous épanouir et retrouver le bonheur et la joie de vivre au quotidien

Evelyn G. Nemeth

Table des matières

Introduction

«Le secret du bonheur est de regarder chaque situation telle qu'elle est plutôt que de la regarder pour ce qu'elle devrait être.»

Je suppose que nous avons tous éprouvé cet étrange sentiment à un moment ou à un autre de notre vie : nous avons tout ce qu'il nous faut pour être heureux - une bonne santé, une compagne adorable, une famille très unie, de merveilleux amis, un emploi qui nous convient, un logement confortable, suffisamment d'argent − et cependant une insatisfaction demeure, qui ronge notre cœur et notre esprit. En fin de compte, nous sommes convaincu qu'il nous manque *quelque chose* pour être tout à fait comblé et heureux, mais nous n'arrivons pas l'identifier.

Bien entendu, en changeant quelques éléments et paramètres dans notre vie, nous serons peut-être plus heureux, mais le meilleur moyen de réagir face à ce sentiment consiste tout simplement à **accepter** notre manière de vivre et d'apporter chaque jour les ajustements nécessaires, afin de **mieux apprécier** ce que nous avons.

La question devient donc : que pouvons-nous faire pour parvenir à prendre la vie du bon côté, plutôt que de passer nos journées à récriminer et à nous plaindre de notre pauvre sort ? C'est ce que nous allons voir ensemble dans cet ouvrage.

Première partie : Adoptez une nouvelle perspective

Une nouvelle perspective, c'est une nouvelle vision de la vie, un regard neuf porté sur une situation connue, parfois ancienne. Ce regard frais et nouveau permet d'appréhender une situation dans sa globalité, de casser la routine qui nous maintient dans l'insatisfaction et qui nous empêche parfois de trouver les solutions aux problèmes auxquels nous sommes confrontés.

Souvent, nous nous concentrons sur la situation elle-même sans nous préoccuper de savoir si ce n'est pas *nous* qui devrions changer. Il est en effet plus simple de penser que nous n'avons pas à nous remettre en question et que ce sont les autres ou les événements qui doivent changer. Tout cela est faux bien sûr, ou en tout cas pas suffisant.

Notre part est essentielle dans tout processus de changement. La bonne nouvelle est que si nous commençons à accepter notre part de responsabilité dans ce que nous vivons et que nous commençons à adopter une nouvelle perspective, la situation ne tardera pas à changer, même des situations parfois bloquées depuis longtemps et à propos desquelles nous avons tout tenté, sans succès.

Les quelques pistes qui suivent vous permettront de changer de point de vue sur les choses.

Apprenez à vivre au présent

Agissez comme les personnes heureuses en vous efforçant de profiter totalement de l'instant présent, plutôt que d'être obsédé par le passé ou obnubilé par ce que l'avenir pourrait vous réserver. Il est vrai que réfléchir sur votre passé peut vous aider à tirer les leçons et à apprendre de vos erreurs, tandis que vous projeter dans le futur peut vous permettre de vous fixer certains objectifs et de planifier votre avenir à moyen ou long terme. Toutefois, pour être heureux et épanoui dans la vie, vous devez prendre le temps de pleinement profiter de ce que vous faites à un instant t.

Concentrez-vous totalement sur la journée actuelle ou l'action en cours, au lieu de vous remémorer ce que vous avez fait hier ou à ce que vous aurez à faire pour le lendemain.

Voici un exercice très simple qui peut vous aider. **Fermez les yeux quelques instants et inspirez lentement et profondément. Concentrez-vous entièrement sur votre respiration et sur l'instant présent.** En quelques minutes seulement, tous vos soucis s'évaporeront. Soyez patient toutefois car cet exercice nécessite un peu d'entraînement pour être maîtrisé.

Vous pouvez également **faire du yoga ou méditer**, cela améliorera vos capacités à vous concentrer davantage et plus efficacement sur le moment présent, plutôt que de vous inquiéter au sujet de l'avenir.

Sachez vous satisfaire de ce que vous avez

Plutôt que de vous focaliser sur les choses que vous voudriez avoir ou encore sur tout ce que vous n'avez pas, essayez de réaliser à quel point vous avez de la chance. Comment ? En comparant votre situation actuelle à celles de personnes qui ont moins de chance et qui sont moins heureuses que vous.

Votre existence n'est peut-être pas parfaite pour le moment, mais il y a certainement de bonnes choses dans votre vie, que ce soit dans le domaine familial, amical, de la santé, relationnel, professionnel, peut-être le cadre ou la ville où vous habitez, votre logement ou votre décoration, etc. Si vous n'êtes pas épanoui dans tous ces domaines à la fois, dites-vous bien que c'est le cas de la majorité des gens ! Mais vous avez forcément de quoi être satisfait dans au moins l'un d'eux au quotidien.

Pour vous aider à vous concentrer sur le positif dans votre vie, **une fois par semaine**, par exemple tous les dimanche, **faites une « liste de gratitude » ou de remerciements**. Dresser régulièrement une telle liste est très bénéfique car cela vous permet de noter et de vous souvenir des belles choses qui se trouvent dans votre vie, ou encore de ce que vous avez réalisé et dont vous êtes fier.

N'oubliez pas de **remercier également toutes celles et ceux qui comptent pour vous**, qui vous aident ou qui vous ont aidé à un moment ou à un autre, soit directement si vous les voyez, soit en leur adressant une jolie carte où vous aurez inscrit quelques mots de remerciement.

Une autre façon d'apprécier votre vie consiste à **vous mettre au contact de la nature le plus souvent possible**. Vous en reviendrez profondément satisfait et régénéré du simple fait de voir la beauté de ce qui vous entoure et qui vous est offert.

Appréciez les choses simples

Soyez plein de gratitude pour la nourriture que vous pouvez manger, l'air que vous respirez, le soleil qui éclaire vos journées, la calme demeure où vous vivez. Tous les « petits détails » de votre vie comptent. **Focalisez-vous sur les choses simples** et soyez heureux et reconnaissant d'être en vie. Pensez à ces bonheurs simples dont vous profitez au quotidien, comme l'amour que vous portez à votre chien ou à votre chat, à la boulangerie qui fait de si bons croissants en bas de chez vous tous les matins, au climat si agréable de votre région ou encore à votre belle bibliothèque et à tous ces livres que vous chérissez tant. Il n'est pas indispensable de penser à des choses extraordinaires, il s'agit simplement de réaliser à quel point les motifs de bonheur sont présents tout autour de vous.

Même si votre journée a été particulièrement pénible et difficile, **essayez de vous remémorer au moins trois événements qui vous ont apporté de la satisfaction aujourd'hui.** Ce peut être par exemple le message inattendu d'un vieil ami, une conversation passionnante avec un collègue ou le délicieux arôme du café que vous avez bu au petit déjeuner.

Accordez-vous un temps de réflexion

La plupart des gens ne sont pas heureux car ils ne prennent pas le temps de réfléchir sur leur vie. Pour ne pas tomber dans ce piège, vous pouvez **écrire dans un journal intim**e, soit chaque jour, soit à la fin de la semaine, ou **faire de longues balades** pour vous changer les idées, ou encore **contempler tranquillement la nature**, tout en pensant aux différents événements que vous avez vécus durant la journée. Cela ne signifie pas que vous devez vous attarder sur les choses négatives, ou ruminer les événements pénibles de votre journée. Il s'agit de prendre le temps dont vous avez besoin pour évaluer, le plus objectivement possible, tout ce que vous accomplissez et vivez durant la journée.

L'habitude de réfléchir sur votre vie vous aidera à mieux appréhender les différents problèmes que vous pouvez rencontrer au cours de votre existence, tout en vous évitant de vous laisser aveugler par ceux auxquels vous êtes actuellement confronté.

Arrêtez de vous comparer

Certaines personnes ne parviennent pas à être heureuses parce qu'elles ne peuvent s'empêcher de faire des comparaisons. Arrêtez donc de penser à la maison de votre voisin dont la taille est plus importante que la vôtre, ou au poste de votre collègue que vous convoitez, ou de vous morfondre sur vos problèmes relationnels en les comparant à la relation merveilleuse de votre meilleure amie. Vous ne pouvez pas modifier le comportement des autres et vous ne parviendrez à aucun résultat satisfaisant si vous passez tout votre temps à faire des comparaisons qui sont hors-contexte plutôt que de penser à vous.

Soyez conscient qu'**il y aura toujours une personne qui sera plus** riche, plus forte, plus heureuse, plus belle ou plus **tout ce que vous voulez que vous**. Pourquoi dès lors vous faire du souci à ce sujet ?

Gardez à l'esprit que si vous êtes jaloux de la belle relation de votre amie avec son conjoint, elle est elle-même peut-être secrètement jalouse de votre emploi ou de votre carrière. Vous trouverez toujours de « bonnes » raisons d'être jaloux d'autres personnes, mais l'inverse est tout aussi vrai, il existe autant de raisons pour ces personnes d'être jalouses de vous, de ce que vous possédez, de votre parcours, de vos qualités. Rendez-vous un grand service à vous-même, **cessez donc de faire sans arrêt des comparaisons**.

Si vous vous connectez sur les réseaux sociaux à seule fin de voir qui vient de se marier, qui a réussi à obtenir un super boulot ou qui parmi vos amis est en train de passer des vacances de rêve, vous ferez mieux de **vous déconnecter** tout de suite. Les réseaux sociaux peuvent décupler vos sentiments de frustration et d'insatisfaction et vous amener en fin de compte à croire que tout ce que vous avez n'est encore pas suffisant pour vous rendre heureux.

Amusez-vous à « faire semblant »

Même si vous vous sentez triste ou déprimé, évitez de vous plaindre et de vous morfondre auprès des autres en prenant un air lugubre et en racontant à chaque personne que vous croisez à quel point vous vous sentez mal. **Faites plutôt**

semblant d'être heureux et soyez amical. Faites l'effort de **parler aux autres et de les faire rire**.

Je ne parle pas ici d'essayer de cacher les vraies raisons de votre tristesse, mais simplement de surmonter votre humeur maussade et de faire l'effort de *paraître* plus heureux que vous ne l'êtes sur le moment. Vous serez étonné de la célérité avec laquelle votre nouvelle attitude transformera votre humeur actuelle et vous constaterez rapidement que vous êtes en effet plus heureux !

Il est vrai que le fait de partager vos problèmes avec un ami qui vous comprend peut parfois vous aider à trouver une solution. Mais si vous commencez à en parlez à tout le monde, notamment lorsque vous êtes sous l'emprise de la colère, l'effet boomerang ne se fera pas attendre et, rapidement, vous vous sentirez plus déprimé encore.

Apprenez à assumer vos émotions négatives

Qu'est-ce que le bonheur ? Certainement pas « l'absence de tristesse ». Vous pouvez tout à fait être triste et même pleurer, être conscient de vos sentiments négatifs et malheureux tout en étant toujours une personne heureuse.

A l'inverse, si vous faites comme si vous *étiez* de bonne humeur alors que vous êtes réellement en colère, cela ne vous rendra pas pour autant davantage satisfait ou plus heureux.

Le « faire semblant » que nous venons de voir s'applique en contexte social, quand vous êtes obligé de sortir et d'être en interaction avec les autres. Mais si vous n'êtes vraiment pas bien et que vous le pouvez, il vaut parfois mieux **rester chez vous** le temps de faire le point et de vous calmer.

N'oubliez pas qu'un peu de souffrance permet parfois de mieux apprécier les bons côtés de la vie et de mieux connaître la valeur des choses et de ce que nous avons.

Si vous en ressentez le besoin, le fait de **confiez votre tristesse *à un ami*** peut vous aider à être plus heureux, car cela vous soulagera en plus de vous donner l'impression de mieux contrôler votre vie. N'en parlez pas à tort et à travers, mais si c'est une personne de confiance, elle peut vous aider et cela la rendra heureuse de le faire, comme vous le feriez pour elle.

N'attendez pas le bonheur de l'argent

C'est vrai : un peu d'argent supplémentaire améliorera votre quotidien, mais cela n'aura pas une influence profonde sur votre bonheur. Vous pouvez conduire une belle berline, avoir une superbe garde-robe ou posséder une magnifique maison avec cinq chambres supplémentaires mais, sur le long terme, vous ne serez pas plus heureux ni satisfait. Une fois que vous avez suffisamment d'argent pour subvenir à vos besoins de base et à vos loisirs, une augmentation de votre salaire n'aura pas un grand effet sur votre bonheur.

Bien entendu, une nouvelle garde-robe vous aidera à vous remonter le moral à court terme. Mais à long terme, vous serez toujours la même personne, avec simplement une apparence plus élégante.

Ainsi, **ne vous focalisez pas sur l'argent** pour régler vos problèmes internes et **tournez-vous plutôt vers un changement d'attitude**, gratuit et qui ne s'achète pas.

Développez votre compassion

L'une des composantes essentielles du bonheur consiste à créer des liens sains avec les autres et à reconnaître leur souffrance quand il le faut. Si vous parvenez à éprouver de la compassion pour les autres, vous serez capable de forger des relations fortes et durables avec votre prochain, de mettre un terme définitif à vos obsessions personnelles et de vous sentir beaucoup moins seul dans la vie.

La prochaine fois que vous serez dans une relation conflictuelle avec une autre personne, envisagez la question sous cet angle et **essayez de vous mettre à sa place**, au lieu de vous soucier de la façon de mettre fin à la situation et voyez combien vous vous sentez plus heureux.

Il faut du temps et de la pratique pour éprouver une réelle compassion envers les autres. Vous y parviendrez plus facilement en ayant des **relations longues et suivies** avec autrui.

Faites le choix du bonheur

Certaines personnes définissent le bonheur en termes de réussite professionnelle, de voiture de sport ou encore selon la valeur d'un compte d'épargne. Mais nous l'avons évoqué, le bonheur ne peut pas être déterminé par la quantité d'argent que vous gagnez, non plus que par les objets matériels que vous possédez. Il vous appartient de *choisir* d'être heureux, en dépit de ce que la vie peut vous donner ou non. Commencez par **vous répéter** : « *je suis heureux d'être qui je suis.* »

Selon une étude récente, votre degré de bonheur actuel permet de prédire votre degré de bonheur dans le futur. Ainsi, **votre choix d'être heureux** aujourd'hui même affecte de la même façon et directement votre avenir.

Certaines études démontrent aussi que les gens heureux ont beaucoup moins de problèmes de santé. Votre *décision* d'être heureux peut donc aussi affecter et améliorer favorablement votre santé. Pensez-y.

Adaptez votre attitude et votre comportement

Ne vous laissez pas submerger par la colère. Certaines personnes prétendent que si quelque chose vous met en colère, il vaut mieux le laisser sortir tout de suite, afin de ne pas laisser la situation empirer. Bien entendu, ceci est parfois vrai mais généralement la colère ne vous mènera nulle part et vous feriez mieux de **laisser les choses se tasser** et suivre leur cours et de rentrer chez vous, ou même d'aller vous coucher.

Si dans l'avenir, vous vous retrouvez contrarié par un fait relativement sans importance, posez-vous la question : *« est- il vraiment utile et nécessaire d'en parler immédiatement ? »* ou encore *« est-ce que cette affaire aura encore de l'importance lorsque les choses se seront arrangées, après que j'aurais été prendre un café pour me détendre, ou après le travail ? »* Si la réponse est non, et souvent elle l'est, laissez tomber et passez à autre chose.

La première approche consiste à dire que vous devriez vous libérer de votre colère avant de terminer votre journée et de vous endormir. L'autre point de vue vous enjoint de **ne plus faire grand-cas de toutes ces petites choses qui vous tracassent ou vous déplaisent**, pour éviter de vous mettre dans tous vos états pour un rien, économiser votre énergie et préserver votre paix de l'esprit. Si vous le pouvez, essayez la seconde, qui **vous fera gagner du temps**.

Recherchez à vous simplifier la vie

Les gens heureux ne se font pas de soucis pour des choses qui n'en valent pas la peine. Plutôt qu'une garde-robe bien fournie, ils mettent un point d'honneur à **ne posséder que ce dont ils ont réellement besoin**. Ils se contentent volontiers d'un seul véhicule pour la famille au lieu de plusieurs, ce qui évite du même coup des frais d'entretien supplémentaire. Ils ne possèdent qu'une carte de crédit au lieu de deux ou trois, quelques bons amis plutôt que des dizaines de vagues connaissances et ils préfèrent s'adonner à quelques activités qu'ils aiment vraiment que de commencer à pratiquer diverses choses à droite et à gauche auxquelles ils s'intéressent en réalité à peine.

Faites le point en regardant autour de vous dans votre logement. Avez-vous réellement besoin de toutes ces paires de chaussures ? Vous faut-il absolument tous ces appareils high-tech ou ces trois calendriers suspendus sur les murs de votre chambre ? **Chaque fois que vous identifiez quelque chose dont vous pouvez vous débarrasser, n'hésitez pas à le faire tout de suite**.

Faire du tri et du rangement est une excellente façon de vous simplifier la vie. Désencombrez également votre espace visuel. Faites le tour de votre logement et de votre lieu de travail afin de **débarrasser les surfaces des meubles des choses superflues**. Puis faites de même avec les tiroirs. Vous vous sentirez plus léger et vous apprécierez davantage ce que vous possédez.

Ayez une passion ou un hobby

Les gens heureux pratiquent des activités qu'ils aiment. Si vous aimez quelque chose que vous ne pouvez pas pratiquer, vous ne serez pas heureux de ce que vous avez. Pour le cas où vous n'auriez pas encore de passion, essayez d'en trouver une, vous aurez ainsi de plus grandes chances d'atteindre le bonheur. Autant qu'il est possible,

développez l'habitude de faire ce que vous aimez et si vous ne voyez rien de passionnant à faire, tacher au moins de pratiquer une activité pour laquelle vous avez de l'intérêt. Si vous ne trouvez rien qui vous intéresse, alors vous aurez du mal à vous sentir comblé.

Dans certains cas, vous pouvez faire de votre passion une profession, comme l'art ou la photographie. Votre activité dans ce cas est encore plus enrichissante et vous rend encore plus heureux.

Ne cherchez pas le meilleur

Si vous voulez vraiment être heureux, vous devez apprendre à **vous contenter de ce vous avez**, que ce soit un logement confortable ou un repas de famille convivial, au lieu d'être sans arrêt à la recherche de moyens supplémentaires pour augmenter votre train de vie. La recherche de la perfection est le moyen le plus sûr et le plus rapide pour réduire votre bonheur et même pour vous pourrir l'existence (et celle des autres), peu importe votre niveau de vie.

Le désir de posséder de belles choses ou d'épater la galerie ne doit pas devenir une obsession. Apprenez à vous contenter de ce que vous avez et vous serez toujours heureux.

Ne perdez pas de vue que vous pouvez toujours trouver quelque chose de mieux, de plus ceci ou cela, que ce soit un nouveau gadget à la mode ou la dernière voiture sur le marché. Une recherche permanente de la perfection finira inévitablement par vous épuiser et vous rendra malheureux pour le restant de vos jours.

Développez vos capacités de communication

Il a été prouvé à maintes reprises que les relations humaines, bien menées, sont un élément essentiel du bonheur. Être capable d'avoir et d'**entretenir de bonnes relations avec les autres** fait partie des choses importantes de la vie, car cela diminue votre sentiment de solitude et améliore votre capacité à gérer vos problèmes personnels. Que vous soyez en train de converser avec votre meilleur ami ou avec votre voisin, ce sont souvent les petits gestes et les conversations simples et courtoises qui peuvent vous rendre heureux.

Arrêtez de vous trouver des excuses. Personne n'est à ce point occupé au point de ne pas avoir le temps d'avoir de relations sociales. **Essayez de voir vos amis au minimum deux fois par semaine**.

Si vous avez une relation amoureuse, faites les efforts nécessaires pour l'entretenir et la préserver. Pensez à lui **offrir** de temps en temps de jolis **cadeaux**, même sans occasion particulière, et prenez le temps d'avoir des **conversations enrichissantes** avec la personne que vous aimez.

Sachez vous accorder du temps

Pour passer un bon moment, il existe de multiples solutions.Vous pouvez par exemple vous faire couler un bon bain bien chaud, allumer une bougie parfumée et mettre votre playlist préférée ou tout simplement vous installer confortablement sur le canapé pour visionner le dernier épisode de votre série préférée. Vous n'avez pas besoin de dépenser de l'argent pour cela, l'important est **le temps**

que vous vous consacrez à vous-même. Rappelez-vous que vous êtes quelqu'un d'important, et même la personne la plus importante de votre vie, et que vous méritez par conséquent d'être choyé.

Faites-vous plaisir en réalisant que vous le méritez bien, cela vous aidera à vous sentir mieux dans votre peau, à apprécier davantage votre propre existence.

Ne laissez pas une invitation inattendue empiéter sur le temps que vous avez décidé de vous consacrer. **Préservez ces moments** que vous vous réservez, comme si vous réserviez un créneau horaire pour une rencontre avec une personne exceptionnelle, par exemple votre acteur préféré.

N'hésitez pas à faire les changements qui s'imposent

Le fait de changer votre perspective et vos actes, peut bien entendu contribuer à vous rendre plus heureux, mais que faire si un obstacle important se présente sur votre chemin ? Vous devez dès lors faire quelque chose afin de vraiment trouver le bonheur. Réfléchissez sérieusement sur les moyens dont vous disposez pour réduire l'obstacle qui vous empêche d'atteindre le bonheur. S'il s'agit de quelque chose que vous êtes en mesure de corriger, **établissez immédiatement un plan d'action**. Par exemple :

- Si vous êtes malheureux parce que vous n'êtes pas bien dans l'emploi que vous occupez actuellement ou que vous n'êtes plus motivé, vous pouvez demander une augmentation de votre salaire ou essayer de trouver un nouvel emploi, ou même carrément envisager un **changement complet de carrière**.
- Si l'obstacle consiste en une relation désastreuse, que ce soit au niveau de votre vie sentimentale ou concernant la relation compliquée avec un ami proche, alors envisagez le fait qu'il est peut-être temps de **rompre**.
- Si vous avez pris beaucoup de poids au point d'être complexé et de ne plus pouvoir ou oser faire ce que vous voulez, essayez d'adopter un mode de vie plus sain, par exemple en **changeant votre alimentation** et en faisant de l'exercice régulièrement.

Seconde partie : Adoptez l'attitude des gens heureux

Les gens heureux ont un **comportement au quotidien** qui leur garantit d'entretenir ce bonheur. En adoptant quelques règles simples de vie, en gardant une attitude positive, vous n'autorisez que le bon et le bien à entrer dans votre vie. Vous évitez les pièges dans lesquels tombent la plupart des gens, comme la critique permanente, et qui finalement finissent par se retourner contre eux.

Une bonne attitude est souvent reliée à un **système de valeurs**, voire à une forme de spiritualité. La vision de la vie d'un individu vient en dernier ressort d'une conception plus large de ce qu'est l'humain et de sa place dans le monde. Cette vision a un impact direct sur le comportement de la personne et on ne peut changer la première sans ce que cela n'influence le second.

Suivez les quelques conseils ci-après pour modifier votre attitude au quotidien et vous ne tarderez pas à constater que votre vie s'améliore dans bien des domaines. Vous vous rapprocherez dès lors un peu plus du bien-être et de l'épanouissement personnel.

Rendez service aux autres

Les personnes heureuses sont satisfaites de leur propre vie ; de plus, elles aiment **aider les autres**. Vous n'êtes pas obligé de travailler dans une association caritative ou de distribuer la soupe populaire si ce n'est pas votre truc, mais efforcez-vous tout de même d'aider régulièrement les autres, par exemple en faisant du **bénévolat** à la bibliothèque de quartier ou en aidant un ami ou l'enfant d'un ami à préparer son examen de français ou de mathématiques, ou encore en aidant votre jeune sœur à trouver un job d'été. Même les petites choses en apparence insignifiantes peuvent beaucoup apporter aux autres et cela donnera dans le même temps plus de sens à votre existence.

En aidant les autres, vous devenez moins concentré sur votre personne et sur les choses qui, soi-disant, vous manquent dans la vie.

Soyez bon envers vous-même

C'est un élément très important pour maintenir un niveau élevé de satisfaction. Vous devez d'abord **vous aimer vous-même** avant de pouvoir aimer les autres. Et pour commencer, vous devez vous apprendre à **vous connaître** vous-même, savoir qui vous êtes réellement et quels sont les moyens à votre disposition pour être plus heureux. Il vous faudra probablement un certain temps pour parvenir à vous accepter totalement tel que vous êtes et pour clarifier les différentes facettes, et elles sont nombreuses, de votre personnalité.

Vous reconnaîtrez en chemin, et c'est normal, que vous n'êtes pas parfait et que vous avez des défauts, comme tout le monde. Faites l'effort d'y remédier autant qu'il est possible, afin de vous sentir plus à l'aise et d'être mieux dans votre peau.

Faites entrer la nouveauté dans votre vie

Lorsque vous vous adonnez à une activité complètement différente de celles que vous avez l'habitude de faire, vous élargissez votre point de vue et votre esprit, et vous devenez plus réceptif à d'autres façons de penser et d'agir. Qu'il s'agisse d'apprendre de nouvelles techniques de cuisine, de prendre des cours de piano ou de faire du parapente, n'hésitez pas à **passer d'une activité à une autre**. Vous vous sentirez vivant et plus heureux, car vous éviterez la routine et l'ennui, inévitables quand on répète tout le temps la même chose.

Trouvez-vous un nouveau passe-temps, faites des sorties avec un nouvel ami ou faites tout simplement une balade en suivant un parcours inédit ou en explorant des coins nouveaux dans votre région. Vous vous sentirez plus heureux du simple fait d'avoir changé d'approche et d'avoir osé essayer quelque chose de nouveau.

Très souvent, les gens se sentent malheureux parce qu'ils sont lassés de répéter tout le temps les mêmes choses. Pratiquez une activité nouvelle ou complètement différente de ce que vous avez l'habitude de faire **une fois par semaine**, pour vous maintenir alerte et vous rafraîchir les idées.

Apprenez de vos erreurs et de vos échecs

Paradoxalement, si vous voulez être heureux, vous devez parfois **rater** complètement quelque chose. Cela peut arriver dans n'importe quelle situation, quand vous essayez de cuisiner des pâtes ou de suivre une recette compliquée, que vous organisez de A à Z une réception à thème ou quand vous essayez de faire de la poterie. Des échecs répétés vous aident à **accepter** l'idée que vous ne pouvez pas tout le temps réussir quelque chose et ils renforcent votre désir d'essayer de pratiquer de nouvelles activités. Vous avez de plus tendance à moins vous prendre au sérieux et à développer votre **sens de l'humour**.

Le fait de subir un échec de temps à autre vous rappelle qu'il n'est pas nécessaire d'être bon en tout et tout le temps, et contribuera certainement à vous rendre plus heureux.

Entourez-vous de personnes positives

Si vous voulez vraiment être heureux dans la vie, vous devez vous entourer de personnes positives, de bonne humeur et ayant une bonne énergie. A leur contact, vous apprendrez

par l'exemple comment organiser votre propre existence et vous saurez qu'il est *possible* d'être heureux, et ce de nombreuses manières différentes. Vous pourrez même profiter de quelques **conseils** sur la manière de gérer les situations difficiles. Si vous savez vous entourez de gens positifs et heureux, ils vous communiqueront leur énergie et leur bonheur.

En revanche, si vous fréquentez des personnes négatives, qui cherchent en permanence des raisons d'être mécontentes de leur sort, vous finirez vous aussi par trouver un tout un tas de raisons d'être malheureux.

Gardez -vous des critiques et des ragots

Si vous racontez des commérages et si vous dites du mal des autres, vous pouvez avoir l'impression de vous sentir mieux sur le moment, parce que vous parlez des défauts et des erreurs des autres, et de leur mauvaises façons de gérer leurs affaires. Mais si vous êtes réellement quelqu'un d'heureux, vous n'avez pas besoin de critiquer vos camarades ; en fait, vos ragots seront comme du venin que vous avez craché, qui ne servira au final qu'à ternir votre réputation, sans vous soulager pour autant ou améliorer votre situation personnelle.

Chaque fois que vous ouvrez la bouche pour dire du mal d'une personne, **essayez de dire quelque chose de positif** à la place. Si vous ne voyez rien, taisez-vous.

Faites régulièrement de l'exercice

Allez régulièrement à la salle de sport, même si vous vous sentez très fatigué ou de mauvaise humeur. Faites régulièrement de l'exercice, même si vous vous contentez de **marcher** pendant une vingtaine de minutes le temps d'aller faire vos courses. Cela peut être suffisant pour vous réconcilier avec votre corps et avec le monde. Toutes ces endorphines que vous sécréterez vous aideront à être plus optimiste et vous donneront davantage d'énergie pour poursuivre votre journée dans de meilleures conditions, avec plus d'énergie.

Essayez de vous exercer chaque jour pendant **au moins 30 minutes** ou même une heure, afin de vous sentir en meilleure santé, plus frais et plus heureux.

Occupez-vous de vos problèmes personnels

Les gens heureux savent identifier leurs problèmes personnels et ils s'efforcent de les résoudre rapidement. Par contre, les gens malheureux laissent leurs problèmes enfler et la situation pourrir, jusqu'à devenir insupportable et ingérable.

Si vous avez un conflit avec un membre de votre famille, avec votre conjoint ou tout simplement avec quelqu'un, efforcez-vous de trouver une solution à ce problème **le plus rapidement possible** afin de pouvoir aller de l'avant, au lieu d'attendre des semaines, voire des mois ou des années, et d'atteindre le point de rupture où plus rien n'est possible.

Vous n'êtes pas obligé de créer une cellule de crise et d'avoir une grande confrontation pour parler de vos désaccords avec la ou les personnes concernées.

En même temps, vous devez **abandonner votre rancœur**. Ne soyez pas plein de colère envers les personnes qui vous ont fait du mal, qui vous ont nui ou qui vous ont embêté par le passé. Si vous avez déjà réglé vos problèmes, tachez de les dépasser et d'avancer.

Fixez-vous un but dans la vie

C'est bien sûr plus facile à dire qu'à faire, mais c'est ainsi que procèdent les gens heureux. Si vous voulez être satisfait de votre vie et de tout ce qu'elle vous a donné, alors vous devez à votre tour lui donner quelque chose, et ce quelque chose consiste à lui **donner un sens**, pour que chacune de vos journées valent la peine d'être vécue et soit une journée extraordinaire et merveilleuse.

Vous n'avez pas besoin d'avoir une vie ou une carrière exceptionnellement brillante. Peut-être que votre femme vous aime tendrement, que votre grand-mère est la plus formidable de toutes ou que votre travail vous donne une entière satisfaction. Vous pouvez aussi entretenir un jardin ou parcourir le monde au gré des saisons.

Quelle que soit votre **motivation**, elle fera de vous une personne heureuse, satisfaite de vous réveiller chaque matin afin d'accueillir la nouvelle journée qui commence, heureuse à la fin de chaque journée, au moment d'aller vous coucher, et impatiente du jour suivant.

Bien sûr, cela ne se fera pas du jour au lendemain. Mais si vous voulez vraiment être heureux, vous devez inclure dans vos objectifs la **quête d'un but et d'un sens** à donner à votre existence.

Conclusion

J'espère vous avoir montré à travers ce petit livre qu'il est tout à fait possible à chacun d'atteindre le bonheur. Bien sûr, cela ne se fera pas forcément dans un claquement de doigts, parce que nous avons de mauvaises habitudes qui n'ont pas l'intention de se laisser faire !

Mais, avec de la **patience** et de la **persévérance**, en suivant les pistes que nous avons vu ensemble, vous constaterez rapidement un mieux-être dans votre vie. Vous serez plus détendu, plus souriant, plus chaleureux, plus ouvert et finalement, au bout de quelques temps, plus heureux.

C'est bien le but que vous vous étiez fixé en lisant cet ouvrage, non ?

Merci

Avant de nous quitter, je veux **vous remercier** d'avoir pris le temps de lire ce guide que j'ai voulu **pratique**. S'il vous a plu et que vous sentez qu'il vous a aidé, alors vous pouvez laisser une brève évaluation en ligne. Cela pourra peut-être rendre service à d'autres personnes.

Je vous souhaite tout le bonheur du monde,

Evelyn

Collection « Rire et Sourire ! »

La collection « Rire et Sourire ! » a pour but de vous donner des clés pour retrouver **optimisme** et **joie de vivre**.

Elle se focalise sur le bonheur, la joie de vivre, le rire et tout ce qui fait du bien, à travers des guides courts qui présentent des techniques faciles à mettre en œuvre.

www.ingramcontent.com/pod-product-compliance
Lightning Source LLC
Chambersburg PA
CBHW051405280526
45784CB00007B/3100